ÉTUDES MÉDICALES

SUR LES

EAUX MINÉRALES

DU MONT-DORE

PAR LE DOCTEUR

CHABORY-BERTRAND (ÉTIENNE),

Ancien chef de service de MM. Bertrand, ex-inspecteurs des eaux du Mont-Dore,
médecin consultant au Mont-Dore.

Urbes aquæ condunt.

(PLINE.)

PREMIÈRE PARTIE.

PARIS

L. LECLERC, LIBRAIRE,

14, RUE DE L'ÉCOLE-DE-MÉDECINE.

—

JUIN 1850

ÉTUDES MÉDICALES

SUR LES

EAUX MINÉRALES

DU MONT-DORE

ÉTUDES MÉDICALES

SUR LES

EAUX MINÉRALES

DU MONT-DORE

PAR LE DOCTEUR

CHABORY-BERTRAND (ÉTIENNE),

Ancien chef de service de MM. Bertrand, ex-inspecteurs des eaux du Mont-Dore, médecin consultant au Mont-Dore.

Urbes aquæ condunt.

(PLINE.)

PREMIÈRE PARTIE.

PARIS

L. LECLERC, LIBRAIRE,

14, RUE DE L'ÉCOLE-DE-MÉDECINE.

JUIN 1859

AVANT-PROPOS.

Attaché pendant plusieurs années à la pratique médicale de MM. Bertrand, les savants inspecteurs du
Mont-Dore, en qualité de chef de service; depuis médecin consultant à cette station thermale, nous avons
dû à ces circonstances toutes particulières l'avantage
d'avoir pu faire une étude approfondie de ces eaux si
justement renommées.

Ce que nous avons vu, ce que nous avons appris,
nous avons pensé qu'il serait bien de le dire, pour en
faire profiter nos confrères et les malades.

Tel est le motif qui nous fait écrire. Puissions-nous
ne pas trop avoir présumé de nos forces! puisse ce travail être jugé utile! notre ambition sera satisfaite.

Dans la première partie de ces études que nous

publions aujourd'hui, après avoir dit quelques mots du Mont-Dore, nous décrivons tout ce qui constitue l'établissement thermal.

Dans la seconde partie, qui sera de beaucoup la plus importante, nous traiterons de l'action thérapeutique des eaux du Mont-Dore.

ÉTUDES MÉDICALES

SUR LES

EAUX MINÉRALES

DU MONT-DORE

CHAPITRE I.

TOPOGRAPHIE DU MONT-DORE. — CLIMATOLOGIE. — CONDITIONS HYGIÉNIQUES DE LA LOCALITÉ. — INFLUENCE DE L'AIR DES MONTAGNES SUR LES MALADIES.

Le Mont-Dore (1), commune du canton de Rochefort, arrondissement de Clermont-Ferrand, département du Puy-de-Dôme, est un bourg de 700 habitants.

Deux routes conduisent de Clermont au Mont-Dore : l'une passe par Rochefort, sa longueur et de 53 kilomètres ; l'autre, dont le point culminant est de 1432 mètres, traverse les montagnes, elle est plus courte de 12 kilomètres.

Le village des bains, situé à 1046 mètres au-dessus du niveau de la mer, est assis à un kilomètre de l'extré-

(1) Jusque dans ces derniers temps on a écrit Mont-d'Or. Aujourd'hui tout le monde écrit Mont-Dore, de *mons Duranius*, mont de la Dore.

mité nord d'une vallée profonde que ferme au sud le pic de Sancy, ce géant de l'Auvergne, qui atteint 1889 mètres. Cette vallée, arrosée par les flots naissants de la Dordogne, va en se rétrécissant à mesure qu'elle s'éloigne du pic de Sancy. Le village est bien bâti, des hôtels confortables ont remplacé les dégoûtantes masures qu'on y voyait encore au commencement de ce siècle, et l'établissement thermal, dont nous parlerons bientôt, est certainement un des plus beaux et des plus complets que l'on connaisse.

L'hiver est précoce au Mont-Dore et y dure longtemps. A peine la neige disparaît-elle de la vallée avant la fin d'avril, et quelquefois le pic de Sancy n'en est pas encore dégarni dans les premiers jours de juillet. En revanche et par compensation, les chaleurs de l'été y sont tempérées, avantage précieux du climat des montagnes qui vient puissamment seconder l'action bienfaisante des eaux.

Nous n'ignorons pas que pendant longtemps on a prétendu que la grande élévation du Mont-Dore nuisait au bon effet des eaux; cette assertion est dénuée de tout fondement, et une observation attentive devait la réduire à sa juste valeur. Dès 1840, Bertrand père s'était chargé d'y répondre : « Il est vrai, écri- » vait à cette époque ce savant hydrologue, qu'au » Mont-Dore, comme dans les pays montagneux, il » arrive que les orages sont suivis d'un abaissement » de température, mais passager comme eux; dire » qu'un froid vif règne matin et soir dans la vallée » si profondément encaissée du Mont-Dore, c'est

» fonder la règle sur l'exception. La Sibérie a son été.
» Les montagnes du centre de la France, pygmées en
» comparaison des Alpes et des Pyrénées, ont bien aussi
» le leur. Il y a plus, il importe de soustraire les phthi-
» siques à l'action débilitante des grosses chaleurs de
» l'été. C'est pendant cette saison qu'on va au Mont-
» Dore. Loin d'être nuisible, il est constant qu'à cette
» époque de l'année l'air y jouit d'une influence vivi-
» fiante autant que salutaire. » Et ce n'est pas là une opinion isolée, intéressée, comme on pourrait le croire.
M. Patissier (1), dans un savant mémoire sur le traitement de la phthisie pulmonaire, a établi que si les
sources du Mont-Dore jouissent d'un renom spécial
dans le traitement de cette redoutable maladie, elles le
doivent en partie à leur position topographique, qui les
met à l'abri des chaleurs accablantes de l'été. De plus,
ajoute le même auteur, l'altitude est un point fort important pour la fonction respiratoire. Les personnes qui
ont ce qu'on appelle la poitrine délicate, irritable, qui
s'enrhument facilement, ont besoin d'une atmosphère
dont la pression ne soit pas trop forte; condition favo-
rable qui se trouve encore au Mont-Dore.

Les faits que nous signalons sont aujourd'hui généralement acceptés, et tous les observateurs s'accordent sur
ce point. C'est ainsi que M. Lombard, de Genève (2), en

(1) *Annales de la Société d'hydrologie médicale de Paris*, t. IV,
p. 95.

(2) *Les climats des montagnes considérés au point de vue médical*,
par le docteur H.-C. Lombard, ancien médecin en chef de l'hôpital
général de Genève, etc. Genève, 1858.

étudiant l'influence physiologique des climats alpestres, a vu que, lorsque la localité choisie pour y demeurer ne dépassait pas 1000 à 1500 mètres, la respiration devenait plus libre, la circulation plus régulière et la digestion plus facile; que, partant, il devait en résulter une hématose plus complète et une assimilation plus active.

Une observation rigoureuse a appris à ce médecin distingué qu'un grand nombre de maladies pouvaient être améliorées par le séjour sur les montagnes, dont l'air vif convenait en particulier aux convalescents affaiblis par une longue maladie et pouvait combattre avantageusement plusieurs formes de la chlorose; l'anémie et l'anasarque ne dépendant pas, cela va sans dire, d'une maladie organique du cœur; la phthisie pulmonaire sans fièvre hectique; le catarrhe, l'asthme humide, etc. Nous devons ajouter, dit M. Lombard, que pour la curation de ces dernières maladies, il existe un précieux adjuvant dans les émanations résineuses que l'on respire au milieu des forêts de sapins. Cette atmosphère balsamique exerce une influence très-salutaire sur la sécrétion bronchique, qu'elle contribue à rendre moins abondante.

Nous trouvons toutes ces conditions favorables réunies au Mont-Dore. Notre observation personnelle nous a permis d'en constater maintes fois les heureux résultats; aussi nous sommes parfaitement autorisé à écrire que l'air pur et balsamique qu'on respire dans nos montagnes vient puissamment en aide à l'action salutaire des eaux.

Notons encore les promenades agréables et variées qui permettent un exercice modéré, le changement d'habitudes et de régime, l'oubli complet des soucis et des affaires, et nous aurons dit toutes les influences qui viennent s'adjoindre à l'effet de la médication par les eaux, et la compléter pour ainsi dire.

Est-il besoin d'ajouter qu'il ne règne pas de maladies endémiques au Mont-Dore.

CHAPITRE II.

HISTORIQUE.

Dans une savante note sur les antiquités découvertes au Mont-Dore, Bertrand père (1) a démontré que l'usage des eaux du Mont-Dore remontait à une haute antiquité. Il a prouvé qu'une piscine quadrangulaire, de madriers de sapins équarris, pouvant admettre une quinzaine de personnes, et si bien conservée qu'on aurait pu s'y baigner à l'époque de son exhumation (12 juillet 1823), n'avait même point été vue par les Romains. Leur construction, en effet, était assise, en ce point, sur un dépôt dont les premières couches remontaient au moins à quinze siècles.

Le même auteur (2), dans ses remarquables recherches sur les eaux du Mont-Dore, a mis en lumière l'im-

(1) *Note sur les antiquités découvertes au Mont-d'Or.* Clermont-Ferrand, 1844.

(2) *Recherches sur les propriétés physiques, chimiques et médici- nales des eaux du Mont-d'Or.* Clermont, 1823.

portance des bains décombrés, qui dépassaient de beaucoup en surface l'étendue des monuments actuels, et qui remontaient, soit qu'on les attribuât aux Romains ou aux Gallo-Romains, aux premiers siècles de notre ère.

C'est encore ce savant médecin qui a mis hors de doute que les *calentes Baiæ*, dont parle Sidoine Apollinaire, ne sont autres que les sources du Mont-Dore.

A quelle époque et par quelle cause les constructions romaines ont-elles été détruites? Comme à Bertrand père, il nous paraît présumable que la cause de la destruction de ces thermes importants doit être attribuée à un éboulement. Un amas de murs renversés, de voûtes abattues, de pierres énormes descendues des hauteurs, trouvé dans les fouilles entreprises en 1822, donne une grande valeur à cette conjecture. Bertrand père, se fondant sur ce qu'il n'a été trouvé aucune pièce de monnaies françaises dans les piscines décombrées, en tire la conséquence que ces bains étaient détruits au plus tard avant le xiiie siècle.

Mais, si les thermes romains et avec eux plusieurs sources étaient enfouis sous un éboulement, il est plus que probable que les sources les plus élevées, comme le Bain de César et les grands Bains, n'ont jamais cessé d'être fréquentées par les malades.

Ce qui nous confirme dans cette opinion, c'est que Jean Banc (1), qui écrivait en 1605, dit que « le mont

---

(1) *La mémoire renouvellée des merveilles des eaux naturelles en faveur de nos nymphes françoises et des malades qui ont recours à leurs employs*, par Jean Banc, docteur en médecine de Molins en Bourbonnois. Paris, 1605.

d'Or, qu'on appelle BAINS EN AUVERGNE, est de fort
ancien employs, principalement en bains : j'y ai en-
voyé, dit-il, plusieurs personnes qui y ont retiré beaucoup de fruit. »

Un siècle plus tard, Chomel (1) imprimait : « Les
eaux du mont d'Or sont celles de toute l'Auvergne qui ont
le plus de réputation. » Le Monnier (2), rapportant un
essai d'analyse des eaux du Mont-Dore, entrepris par
lui, dit que ces bains avaient alors, comme aujourd'hui,
une grande réputation pour guérir l'asthme et pour
fortifier les poitrines délicates; et il ajoute, comme l'a-
vait déjà écrit Sidoine Apollinaire au ve siècle, alors
que les thermes romains étaient dans toute leur splen-
deur : « On y envoie encore les phthisiques, souvent
même avec succès. »

Enfin, en 1788, de Brieude (3) publia un véritable
traité des eaux du Mont-Dore. Dans son travail, ce médecin nous donne la description des trois sources d'eau
chaude, qui alors, comme trente ans plus tard, étaient
les seules connues, savoir : le Bain de César, le grand
Bain ou Bain Saint-Jean, et la fontaine de la Magdeleine. Nous n'insistons point ici sur ces sources, dont la
description trouvera sa place plus loin. Toutefois quel-

(1) *Histoire de l'Académie royale des sciences*, 1707, p. 44.

(2) *Mémoires de l'Académie royale des sciences*, 1744.

(3) *Observations sur les eaux thermales de Bourbon-l'Archambault,
de Vichy et du Mont-d'Or*, faites dans un voyage, par ordre du gouvernement, lues à la Société royale de médecine, dans ses séances particulières, par M. de Brieude, médecin consultant de S. A. S. feu Monsei-
gneur le duc d'Orléans. Paris, 1788.

ques citations sont nécessaires pour comprendre ce qu'était le Mont-Dore à cette époque.

« Le séjour du mont d'Or est désagréable sous tous
» les rapports, écrit de Brieude, les maisons y sont mal
» bâties, mal distribuées, et, qui pis est, malpropres. Les
» malades n'y trouvent que très-peu des commodités
» nécessaires à leur état. On y est très à plaindre si l'on
» n'y porte pas de linge de toute espèce et son coucher.
» Les grands chemins sont mal tenus. On voit les mal-
» heureux pulmoniques arriver brisés et moulus par
» les cahots, obligés de garder le lit plusieurs jours. »

Trente-quatre ans plus tard, M. Berthier (1), le savant professeur de l'École des mines, écrivait à son tour : « A la place des thermes romains, il n'a existé
» pendant longtemps qu'un misérable hangar, ouvert à
» tout le monde, où les malades venaient, sans distinc-
» tion de sexe ni de rang, prendre des bains dans des
» auges de pierre semblables à des tombes. Les au-
» berges qui l'entouraient étaient chétives et mal tenues;
» cependant telle a toujours été la réputation des eaux
» du Mont-Dore, que, malgré cet état de choses, il y a
» eu constamment foule pour les prendre. »

C'est au docteur Michel Bertrand (2) qu'il était ré-servé de faire naître pour le Mont-Dore une ère nou-velle de prospérité. Grâce à ses persévérants efforts, en peu d'années et dans des temps difficiles, les thermes

(1) *Annales des mines*, t. VII.

(2) Bertrand, nommé inspecteur des eaux du Mont-Dore en 1805, l'était encore à l'époque de sa mort, 1857.

romains sont décombrés; un nouvel établissement, sans égal en France à cette époque, est créé de toutes pièces; un livre remarquable est publié; un dégoûtant village devient un bourg propre et bien bâti.

Nous dirons un jour tout ce que notre pays doit à cet homme de génie. Puisse alors notre plume malhabile être guidée sûrement par notre reconnaissance, et obtenir de nos compatriotes que par leurs seuls efforts s'élève un monument qui marque aux siècles à venir le passage de ce médecin illustre (1)!

CHAPITRE III.

ÉTABLISSEMENT THERMAL. — MODE D'EXPLOITATION. — SERVICE.

L'établissement thermal se compose de deux parties distinctes.

La première, qui est la plus importante et la plus

______

(1) Je ne puis passer sous silence que mon père, M. le docteur Chabory, qui pendant de longues années (de 1830 à 1858) est resté à la tête de l'administration municipale du Mont-Dore, n'a pas cessé un seul jour de solliciter des améliorations pour son pays.

Il a obtenu successivement un presbytère et une maison commune (mairie et maison d'école, 1832), l'établissement d'un marché (1842), la translation du cimetière, enclavé jusque-là au milieu du village. C'est encore à son initiative qu'on doit l'érection de plusieurs fontaines, la construction d'un pont de pierre sur la Dordogne, etc., etc.

ancienne, est toute de lave ; elle a été bâtie sur l'emplacement même où sourdent les eaux minérales.

Commencé en 1817 et achevé vers 1830, cet édifice est assis au pied de la montagne de l'Angle, immédiatement au-dessous du Bain de César qui le domine. Il se divise en trois parties, qui sont, de l'est à l'ouest et dans l'ordre de leur construction : 1° le pavillon ; 2° la grande salle ; 3° le bâtiment d'administration avec ses annexes de date récente, les galeries du nord et du midi.

Pavillon. — Le pavillon renferme sept baignoires. Cinq placées de front, adossées à la base de la montagne de l'Angle, sont pourvues de douches descendantes à ajutages mobiles. On y prend les bains dont la durée varie de cinq à vingt minutes à la température native des sources, sans aucun mélange et à l'eau courante.

Ce sont les bains sur lesquels l'expérience a appris à compter le plus. « Je ne doute point que les eaux du Mont-d'Or ne tombassent en désuétude, écrit le docteur Michel Bertrand (p. 136 de ses *Recherches*), si jamais les bains tempérés, dont cependant l'utilité est réelle et l'action incontestable, étaient mis en première ligne, et si l'usage venait à les faire prévaloir sur les grands bains ou bains du Pavillon. »

Ces mêmes baignoires, après le service des bains, servent pour les bains de pieds.

Dans les deux autres baignoires portant les numéros 6 et 7, il est pris des bains tempérés.

Le pavillon a deux portes, l'une au midi, l'autre au nord. Ces deux portes établissent un courant d'air dangereux ; il y a longtemps que nous avons demandé qu'il fût avisé au moyen de le faire disparaître : avec un peu de bon vouloir et très-peu d'argent, ce serait chose facile.

Grande salle. — La grande salle, contiguë au pavillon, avec lequel elle est mise en communication par une arcade, présente dix-huit cabinets de bains, neuf pour chaque sexe, disposés sur deux rangs. Tous ces cabinets, qui sont spacieux, bien aérés et bien éclairés, ont la même organisation. Chacun d'eux renferme une baignoire de lave et est pourvu d'une douche descendante à ajutages mobiles. Six de ces cabinets offrent de plus une douche ascendante. Dans cette salle, il n'est administré que des bains tempérés.

Au rez-de-chaussée, sous la grande salle, se trouve la partie de l'établissement réservée aux personnes peu fortunées et aux indigents ; elle porte dans son ensemble le nom de *piscines*, et se compose :

A. D'une première salle renfermant trois baignoires séparées, dans lesquelles il est pris des bains à la température native des sources, 43 degrés centigrades. Chaque baignoire est pourvue d'une douche. Il serait facile de porter le nombre de ces baignoires à six ; cette amélioration très-désirable simplifierait beaucoup le service, qui commence le soir à sept heures, pour se prolonger quelquefois jusqu'à plus de minuit, tant est grande l'affluence des malades qui ont recours à ces bains dont la durée est, en moyenne, de quinze minutes.

B. De chaque côté de la salle dont nous venons de

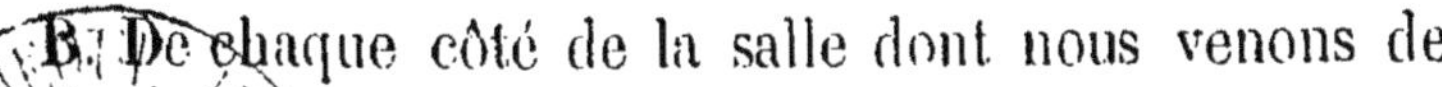

parler, se trouvent deux autres salles semblables l'une
à l'autre ; elles renferment les grandes piscines où sont
pris les bains en commun. Celle de droite est destinée
aux hommes, celle de gauche est réservée aux femmes.
Chacune de ces piscines mesure 4 mètres 50 centimètres de longueur, 2 mètres 50 centimètres de largeur,
et un peu moins d'un mètre de profondeur. Chacune
des salles dont nous venons de parler renferme quatre
appareils de douches.

Il serait bien à désirer que les piscines fussent pourvues de quatre ou cinq cabinets où il serait administré
des bains tempérés. Il est vraiment extraordinaire qu'on
n'y trouve aujourd'hui qu'une ou deux baignoires mobiles pour la préparation de ces sortes de bains.

Bâtiment d'administration. — Le bâtiment d'administration renferme le grand salon de lecture et les
logements du médecin inspecteur et du concessionnaire.
Au rez-de-chaussée de cette partie de l'établissement se
trouvent la buvette de la Magdeleine et le promenoir couvert, fermé par des grilles de fer, en dedans desquelles
on regrette de ne pas voir un vitrage. Cette modification
si simple mettrait les buveurs à l'abri du vent. Certes,
il a été fait au Mont-Dore des travaux bien moins urgents,
des dépenses bien moins utiles ; et qu'on n'aille pas
croire que nous soyons le seul à avoir fait cette observation, elle a été articulée cent fois en notre présence.
M. Patissier (1), l'honorable vice-président de la Société d'hydrologie médicale de Paris, bien qu'il ne soit

(1) *Annales de la Société d'hydrologie médicale de Paris*, t. IV,
p. 96, lignes 24 et 30.

venu qu'une seule fois au Mont-Dore, n'a pu s'empêcher de réclamer comme urgente la réparation que nous signalons.

De chaque côté du promenoir couvert ont été construites récemment, à la place même où se trouvaient autrefois les salles d'inhalation, deux nouvelles galeries pour l'administration des bains tempérés. Ces galeries, terminées en 1856, sont : d'un côté, celle du nord, qui renferme vingt cabinets de bains et deux cabinets de douches ascendantes ; de l'autre, la galerie du midi, avec dix cabinets de bains qu'il n'est pas possible d'utiliser, par la raison que les baignoires sont trop petites. Toutes les salles de ces deux galeries sont dépourvues de douches descendantes.

La deuxième partie de l'établissement, ou établissement annexe, est séparée de celle que nous venons de décrire par une rue. Elle décore le côté nord de la place du Panthéon, dont, nous avons omis de le dire, la première partie limite le côté est. Ce monument, terminé en 1852, est destiné exclusivement à l'emploi des eaux sous forme de vapeur, qui, avant cette époque, étaient administrées dans la partie de l'établissement principal, où sont aujourd'hui les galeries du nord et du midi.

Cet édifice est parfaitement bien approprié à sa destination.

Au rez-de-chaussée, on compte de chaque côté huit cabinets de douches de vapeur ; au milieu, se trouve un bain de vapeur inutilisé, dont on a retiré les gradins.

Au premier étage sont deux belles salles d'inhalation à voûtes élevées, l'une et l'autre précédées d'un vestiaire qui vient s'ouvrir sur une pièce d'attente commune, dite salon de l'Horloge. A chaque salle d'inhalation communique une seconde pièce plus petite, où l'on peut respirer une vapeur moins épaisse et moins chaude. Soixante malades peuvent aisément prendre place à la fois dans chacune des salles d'inhalation. Dans chaque salle, sont disposés des gradins pour les malades qui, comme les rhumatisants, doivent rechercher une vapeur plus chaude que celle qu'on trouve dans les couches inférieures. Cela nous amène à dire que, dans les salles d'aspiration, le thermomètre s'élève de **28** à **45** degrés centigrades, suivant la hauteur à laquelle on le porte.

N'oublions pas un sous-sol où se trouvent deux salles d'inhalation à prix réduit pour les indigents.

Les vapeurs employées au Mont-Dore sont produites par une chaudière générateur, alimentée par l'eau minérale ; ce sont, en un mot, des vapeurs forcées. Ajoutons que les générateurs sont placés loin des cabinets de douches et des salles d'inhalation, de telle sorte que, avant de parvenir à son orifice de dégagement, la vapeur a un long trajet à parcourir.

Tel que nous venons de le décrire succinctement, l'établissement thermal du Mont-Dore compte encore aujourd'hui parmi les plus beaux et les plus complets de la France.

Mode d'exploitation. — L'établissement thermal du Mont-Dore est la propriété du département du Puy-de-Dôme.

De 1829 à 1855, cet établissement a été administré en régie, sous la surveillance du préfet. C'est avec ce mode d'exploitation (1) que, grâce au profond savoir et aux constants efforts de **MM.** Bertrand, le Mont-Dore a acquis l'importance qu'il a aujourd'hui. En 1856, il a été affermé pour douze années consécutives à **M.** Eugène Brosson, ancien fermier de Vichy.

« Responsable, intelligente, sans cesse tenue en éveil » par le besoin de pourvoir à tout dans les conditions » les plus convenables, une administration personnelle » et directe est désormais chargée de la gestion, » écrit M. Brosson dans sa *Notice sur les eaux du Mont-Dore*, page 24.

Nous accordons, pour notre part (2), que l'intérêt privé est la garantie d'une direction attentive, et, par suite, peut quelquefois soutenir la prospérité d'un établissement thermal ; mais nous sommes obligé d'ajouter que, jusqu'à présent, M. Brosson est loin d'avoir rempli fidèlement le programme qu'il s'était tracé. Il nous dit dans sa notice que, dès 1856, le nombre des cabi-

---

(1) En 1828, l'établissement était affermé 10 050 francs seulement. En 1852, les recettes s'élevaient à 40 000 francs.

(2) Beaucoup de personnes sont d'un autre avis : M. Bertrand fils, entre autres. Dans son remarquable ouvrage sur les eaux des Pyrénées, ce médecin a écrit, page 430 : « En ce qui » concerne le mode d'exploitation des eaux minérales, on » préfère, en général, les fermes aux régies. Les faits établis- » sent, je crois, que c'est un tort ou plutôt un mauvais cal- » cul. La ferme a pour elle la fixité de ses produits ; c'est » le seul avantage qu'elle puisse invoquer. »

nets de bains du grand établissement s'est trouvé tri-
plé et qu'il a installé une pharmacie. Ce sont là deux
erreurs, deux exagérations impardonnables : le nombre des cabinets de bains n'a pas même été doublé ; il
y en avait 25 en 1855, et en 1858 on n'en comptait encore que 45 en activité. En ce qui concerne la pharmacie, l'erreur n'est pas moins grossière. La vérité est
que M. Brosson a installé au Mont-Dore un élève en
pharmacie, qui, en 1856, 1857 et 1858, est venu faire
des pilules, vendre du sirop de gomme et du sucre
d'orge, beaucoup de sucre d'orge, dans un local de
l'établissement décoré du nom de pharmacie, mais qui
n'en a en réalité que le nom, car il ne saurait exister
de pharmacie sans pharmacien (1). Il est mal de s'éloi-
gner autant de la vérité.

En revanche, M. Brosson oublie d'apprendre qu'on
lui doit la création d'une fontaine à jets d'eau, d'un bel
estaminet et de plusieurs baraques de planches, sur la
place du Méridien. Un fait qui a bien son importance,
et qu'il passe aussi sous silence, c'est que, sous son
administration, le linge est devenu obligatoire, et les
bains en commun, dits bains de piscines, gratuits de
temps immémorial, ont été tarifés. Nous nous char-
geons de le dire pour lui : *A chacun selon ses œuvres.*

Service. — « La régularité du service, dans un
grand établissement thermal, est une des principales
conditions de succès. Il est important que les malades

____

(1) En 1858, M. Bartin, ancien pharmacien à Clermont, est venu
créer au Mont-Dore et diriger lui-même une véritable pharmacie.

n'aient à redouter ni priviléges ni passe-droit, » écrivait, en 1854, M. le docteur Richond des Brus, inspecteur de Néris.

En ce qui concerne le Mont-Dore, nous sommes heureux de pouvoir proclamer hautement que le médecin-inspecteur, l'honorable M. Vernière, a fait cesser tout privilége. Ce médecin distingué a voulu qu'il ne fût établi aucune différence entre ses propres malades et ceux dont le traitement est dirigé par ses confrères. Nous ne pensons pas que, sous aucun rapport, M. Vernière ait eu à regretter cette mesure libérale, car, loin de jeter de la perturbation dans le service, comme on avait paru le craindre, elle l'a rendu plus agréable et plus facile pour tous.

Ajouter que chaque division a ses employés distincts, et que tout se passe sous la surveillance et d'après les ordres exclusifs du médecin-inspecteur, chargé de la police médicale, c'est dire que tout se fait dans les meilleures conditions.

CHAPITRE IV.

SOURCES.

Les sources utilisées sont au nombre de huit. Elles sont connues sous les noms de :

1° Fontaine Sainte-Marguerite ;
2° Fontaine Caroline ;
3° Bain de César ;

4° Grand bain ;

5° Bain Ramond et source Rigny ;

6° Fontaine de la Magdeleine ;

7° Source Boyer.

1° *Fontaine Sainte-Marguerite.*—Les eaux de la fontaine Sainte-Marguerite sont chargées de gaz acide carbonique. Elles sont amenées dans deux réservoirs, pour aller se distribuer de là dans les cabinets de la grande salle et servir à la préparation des bains tempérés, en affaiblissant la température des eaux de la fontaine Caroline, du Bain de César et de la fontaine de la Magdeleine. Ce sont les seules eaux minérales froides utilisées dans l'établissement. Leur réaction est acide et leur analyse n'a point été faite.

2° *Fontaine Caroline.*— Découverte en 1821, pendant que l'on travaillait à la restauration du Bain de César, la fontaine Caroline, qui fournit 43 litres d'eau par minute, est conduite dans un grand réservoir, où elle vient mêler ses eaux à celles du Bain de César, pour aller ensuite se distribuer dans les différentes parties de l'établissement.

3° *Bain de César.* — La source de César jaillit en bouillonnant, à travers les fissures d'un porphyre volcanique, dans une petite grotte, ouvrage des Romains, à quelques centimètres seulement du point d'émergence de la fontaine Caroline. Au milieu de la grotte est un bassin d'une seule pierre qui servait autrefois à prendre des bains et des douches.

De Brieude, après avoir donné la description de cette grotte, ajoute :

« Or, voici à présent ce que l'on observe de remar-
» quable certains jours, dans son intérieur, lorsque le
» ciel est couvert de nuages électriques ou dans des
» temps de brouillards, que l'habitude et l'expérience
» ont appris aux habitants à connaître, il est très-dan-
» gereux pour lors d'y entrer et d'y rester quelques mi-
» nutes. Voici ce qui arrive, lorsqu'on s'y expose dans
» ces temps critiques. On éprouve aussitôt de la diffi-
» culté à respirer ; l'oppression suit de près. Si l'on n'en
» sort promptement, l'on tombe en défaillance, soit
» que l'on soit dans le bain, soit dans la grotte seule-
» ment. On a plusieurs exemples de personnes qui ont
» été frappées d'asphyxie en moins d'un quart d'heure ;
» quelques-unes ont été mortelles. J'y ai vu périr, il y
» a vingt ans, un soldat espagnol qui s'était obstiné à
» vouloir s'y baigner, quoiqu'on l'eût averti du danger
» qu'il courait. »

Les accidents dont parle de Brieude étaient dus au
dégagement considérable d'acide carbonique, beaucoup
plus abondant à l'approche des orages, et pouvant
alors amener l'asphyxie, comme le dit l'auteur que
nous citons.

Aujourd'hui rien de semblable n'est à craindre. On
ne prend plus de bains dans la cuve de César. Les eaux
de cette source sont, comme nous l'avons dit, en parlant
de la fontaine Caroline, dirigées dans des baignoires
où les malades sont placés à l'abri de tout danger. Mais
à l'approche des orages, le bouillonnement que nous
avons signalé redouble toujours d'intensité, et prend un
caractère particulier, indice précurseur du mauvais

temps. Ce bouillonnement est produit par un courant de gaz acide carbonique beaucoup trop abondant pour que l'eau minérale puisse l'absorber entièrement. Il est très probable que l'eau n'arrive à la surface du sol que par l'effet de la compression qu'elle éprouve de la part du gaz acide carbonique dans les laboratoires souterrains où elle se minéralise. Ajoutons que l'eau de César a une légère saveur acidule, qu'elle rougit le papier bleu de tournesol, et que tous les corps en ignition s'éteignent à 30 ou 40 centimètres de sa surface. Elle fournit 41 litres d'eau par minute.

4° *Grand Bain*. — On nomme sources du pavillon de Saint-Jean ou des grands Bains la masse d'eau thermale résultant de la réunion d'un grand nombre de filets sortis entre les prismes trachitiques. Tous ces filets réunis et confondus alimentent les cinq bains du pavillon. Le volume d'eau qui provient de leur réunion est de 38 litres par minute.

5° *Bain Ramond. — Source Rigny*. — Ces deux sources, situées à 8 mètres de distance l'une de l'autre, ont été découvertes parmi les ruines romaines. L'une, le bain Ramond, ainsi nommée en souvenir de M. Ramond, préfet du Puy-de-Dôme, qui le premier s'occupa sérieusement de la création d'un établissement au Mont-Dore, était reçue dans un puits octogonal que l'on a conservé. Elle fournit 13 litres d'eau par minute.

La source Rigny, qui porte également le nom d'un préfet, est recueillie dans un puits moderne de forme carrée. Elle fournit 12 litres d'eau par minute.

L'eau de ces deux sources n'a point été analysée.

Leur saveur est légèrement ferrugineuse. Elles versent leurs eaux dans les piscines.

6° *Fontaine de la Magdeleine.* — «La source de la Mag- » deleine, écrivait de Brieude, sort à deux cents pas » plus bas que les grands Bains, au milieu d'une place » malpropre et sans pavé. On est surpris de la voir » jaillir en plein air, sans être renfermée dans aucun » édifice (1), il n'y a pas même un bassin pour la con- » tenir. Son jet est abondant. C'est la seule dont on » permet aux malades de boire. Le préjugé va plus » loin : on n'envoie que celle-là dans les provinces. » Au commencement de ce siècle, pour remédier à un état de choses aussi fàcheux, il fut fait un petit bâti- ment carré pour recevoir les eaux de la Magdeleine, qui plus tard furent amenées jusqu'au promenoir cou- vert de l'établissement actuel pour, comme par le passé, être prises en boisson. Depuis quelques années, une partie des eaux de la Magdeleine est dirigée dans les baignoires de la galerie du nord. C'est encore cette source qui fournit l'eau des chaudières qui alimentent les salles d'aspiration et les douches de vapeur. La source de la Magdeleine fournit 100 litres d'eau par minute; sa réaction est acide.

7° *Source Boyer.* — La source Boyer a été décombrée en 1833 en même temps qu'un petit puits romain qui la recevait. Cette source avait d'abord été conduite à quelques mètres de son point d'émergence, près de la

____

(1) Le Monnier (*loc. cit.*) nous apprend qu'au xviie siècle la fontaine de la Magdeleine était le bain des chevaux.

fontaine de la Magdeleine ; elle coulait alors dans un petit bassin où l'on emplissait les bouteilles destinées à l'exportation. Il existe une communication évidente entre la source Boyer et la fontaine de la Magdeleine. Ce qui le prouve, c'est que lorsque la source de la Magdeleine est refoulée pour être conduite aux buvettes, la source Boyer est augmentée d'une douzaine de litres par minute, et qu'elle est au contraire diminuée d'autant, lorsque la source de la Magdeleine coule librement. M. Brosson, concessionnaire des eaux, a fait depuis peu diriger l'eau de cette source dans une cave de l'hospice (1), pour y être utilisée à emplir les bouteilles destinées à être transportées.

L'eau de la source Boyer n'a point été analysée, elle fournit 20 litres par minute.

(1) Nous pensons qu'il y a là inconvénient sérieux, car l'eau, parcourant ainsi un trajet de 68 mètres environ dans des tuyaux, la plupart de plomb, arrive refroidie de plusieurs degrés, et probablement se trouve modifiée sensiblement dans sa composition.

CHAPITRE V.

PROPRIÉTÉS PHYSIQUES. — COMPOSITION CHIMIQUE DES EAUX DU MONT-DORE. — HISTOIRE MÉDICALE DE L'ARSENIC.

PROPRIÉTÉS PHYSIQUES.

Les eaux du Mont-Dore sont claires, limpides et très-transparentes. Le trouble qui se produit quand on les regarde à travers un verre cesse dès qu'elles sont revenues à l'état de tranquillité et que les bulles gazeuses se sont dissipées; toutefois, lorsqu'on les laisse pendant un certain temps exposées à l'air, elles se recouvrent d'une pellicule irisée et deviennent légèrement troubles. Ce phénomène est surtout marqué pour les eaux de la fontaine de la Magdeleine et de la source Rigny. Elles sont douces, onctueuses au toucher, propriété qu'elles doivent probablement à la silice qu'elles tiennent en dissolution (1). Elles n'ont pas d'odeur sen-

(1) Nous ne savons sur quelle autorité s'appuient M. Giradin, cité par M. Ernest Baudrimont, et M. Félix Roubaud : le premier, quand il dit (*Annales de la Société d'hydrologie médicale*, t. II, p. 248) : « Les » eaux du Mont-Dore déposaient jadis des masses assez considérables » de silice ; c'est à peine si elles en déposent aujourd'hui » ; le second, lorsqu'il imprime, page 12 de son traité sur les eaux minérales (*Les eaux minérales de la France*, par le docteur Félix Roubaud, Paris, 1859) « qu'il est impossible de saisir aujourd'hui des traces de silice » dans les eaux du Mont-Dore. »

Nous nous bornerons à opposer à ces assertions l'autorité de M. Berthier, le savant professeur de l'École des mines, qui a écrit que la source de César seule entraînait par jour plus de 12 kilogrammes de silice, qui se déposait, dans les conduits souterrains que l'eau parcourt, sous

sible; leur saveur est piquante, sensiblement alcaline, pour les sources de la Magdeleine et de César; ferrugineuse pour les sources Ramond et Rigny; refroidies, elles paraissent salées.

Température. — Ici se présente une question controversée : La température des eaux du Mont-Dore est-elle constante ? — Des expériences souvent répétées avaient fait penser à Bertrand père que la température des eaux du Mont-Dore ne variait pas. Cependant, en 1836, M. A. Chevallier ayant constaté, dans les diverses sources du Mont-Dore, des températures différentes de celles indiquées par Longchamp, conclut qu'elles variaient de température. Alors Bertrand entreprit de nouvelles expériences dont il confia la direction à mon père, M. le docteur G. Chabory. Les observations, commencées le 19 novembre 1836, furent continuées pendant quatre mois, sous des conditions atmosphériques très-diverses, faisant varier le thermomètre extérieur de $+$ 1° à $-$ 14° C. Les thermomètres restèrent toujours flottants dans l'eau éprouvée; et, pendant tout le temps que mon père en observa journellement la marche, il ne put constater aucune variation, et trouva, pour chaque source, le degré de chaleur indiqué par Bertrand, en 1810, dans la première édition de ses *Recherches sur les eaux du Mont-Dore.*

Tel était l'état de la question, lorsqu'au mois d'août 1858, M. le docteur Rotureau vint au Mont-Dore,

forme de rognons tuberculeux souvent fort gros et qui ressemblent beaucoup à du silex. Il n'est pas inutile d'ajouter que l'analyse des eaux du Mont-Dore, faite par M. Berthier, est la dernière publiée.

pour y étudier les eaux sur place, obligation que ce savant hydrologue s'est, on ne l'ignore pas, imposée pour tous les établissements minéraux dont il avait à parler dans son *Traité des eaux minérales de l'Europe* (1). M. Rotureau a apporté, comme il le fait toujours, un soin minutieux à la constatation des températures. Il va sans dire qu'un thermomètre éprouvé a servi à ces expériences, dont j'indique le résultat dans le tableau suivant, qui nous servira à éclairer la question.

Température des sources d'après divers observateurs.

NOMS des SOURCES (2).	D'après Bertrand.	D'après Longchamp.	D'après M. Chevallier.	D'après M. Rotureau.
Fontaine de la Magdeleine. .	$45,5°$	$43°$	$44,5°$	$44,9°$
Bain de César.	45	42,5	42	43,7
Source Rigny	42	42,5	42,75	42,7
Bain Ramond.	42	41,75	42	44,5
Bains Saint-Jean ou du Pavillon. — Bain n° 1.	39,5	»	»	42,6
— n° 2.	42	»	»	43
— n° 3.	42,5	»	»	42,8
— n° 4.	41	»	»	41,7
— n° 5.	40	»	»	42,4

L'examen le plus superficiel de ce tableau nous montre une variation évidente dans la température

(1) *Des principales eaux minérales de l'Europe,* par Armand Rotureau. Paris, 1858 et 1859.

(2) Les sources Sainte-Marguerite, Caroline et Boyer ne figurent pas dans ce tableau.

de presque toutes les sources. Ainsi, pour ne comparer que les résultats obtenus par le premier et le dernier observateur, nous voyons, en nous arrêtant seulement aux différences les plus saillantes, que la source de César a perdu : + 1°,3 C., alors que le bain Ramond gagnait 2°,5 ; que le cabinet n° 1 des bains Saint-Jean a gagné 2°,1 ; le cabinet n° 5, 2°,4, etc. Et ici on ne peut pas attribuer les différences à une graduation dissemblable des thermomètres, puisque, si telle source, comme César, a perdu, d'après M. Rotureau, telles autres, comme le bain Ramond et le bain Saint-Jean, ont gagné bien davantage. Ajoutons que M. le docteur Goupil des Pallières (1), inspecteur adjoint des eaux du Mont-Dore, en présence duquel avaient été faites les observations de M. Rotureau, a trouvé à son tour, en les répétant quelques jours plus tard, une différence d'un degré.

De ces diverses observations, nous croyons être en droit de conclure que les eaux du Mont-Dore, qui pendant des mois et des années entières conservent la même température, comme le prouvent à l'évidence les expériences de Bertrand et de mon père, peuvent aussi, à certaines époques et sous des influences encore mal connues, mais qui tiennent très probablement aux révolutions intérieures du globe (2), varier de quelques degrés.

(1) *Notice sur les eaux du Mont-Dore.* Paris, 1859.

(2) On sait qu'à la suite du tremblement de terre de 1616, l'eau de Bagnères-de-Luchon devint plus chaude, tandis que celle de Bagnères-de-Bigorre se refroidissait.

Calorique comparé des eaux thermales du Mont-Dore et des eaux douces chauffées. — Quelques auteurs avaient avancé que les eaux minérales étaient plus aptes à conserver leur calorique que les eaux douces, et que ces mêmes eaux minérales mettaient autant de temps pour arriver à l'ébullition que de l'eau douce prise à sa température ordinaire. Bertrand a prouvé par des expé·riences irréfragables que ces assertions étaient dénuées de tout fondement.

Volume. — *Poids spécifique.* — Nous avons, en donnant la description de chaque source, parlé en même temps de son volume. Ce volume ne varie pas; nous allons l'indiquer de nouveau dans un tableau qui présentera en même temps les poids spécifiques, d'après Bertrand père :

Volume. — *Poids spécifique.*

SOURCES.	NOMBRE de litres à la minute.	POIDS spécifique.
Fontaine Sainte-Marguerite.	30	1,00055
Id. Caroline.	43	1,00218
Bain de César	41	1,00190
Grand Bain	38	1.00190
Bain Ramond.	13	1,00190
Source Rigny	12	1,00218
Fontaine de la Magdeleine.	100 (1)	1,00170
Source Boyer	20	»

(1) 120, d'après l'*Annuaire des eaux de France*, p. 387. Les auteurs de l'*Annuaire* ont, je pense, compris dans ce chiffre le volume de la source Boyer, dont ils ne parlent pas.

COMPOSITION CHIMIQUE.

L'analyse chimique des eaux du Mont-Dore a été faite par Bertrand père et par M. Berthier.

C'est à 1809 que remonte l'analyse publiée par Bertrand. 1000 grammes de l'eau de la Magdeleine lui ont donné les résultats suivants :

Acide carbonique libre.	lit. 0,133
Carbonate de soude.	gr. 0,386
— chaux.	0,237
— magnésie.	0,077
Sulfate de soude.	0,116
Chlorure de sodium.	0,296
Alumine	0,126
Oxyde de fer.	0,022
Silice.	quant. indét.

M. Berthier, qui a publié en 1822 son *Analyse de la source de César*, a trouvé les principes fixes suivants :

COMPOSITION CHIMIQUE DE LA SOURCE DE CÉSAR.	Sels anhydres.	Sels cristallisés.
Acide carbonique libre, non dosé.		
Bicarbonate de soude.	0,6330	0,6930
Chlorure de sodium	0,3804	0,3804
Sulfate de soude.	0,0655	0,1489
Carbonate de chaux	0,1600	0,1600
— magnésie. . . .	0,0600	0,0600
Silice.	0,2100	0,2100
Oxyde de fer.	0,0100	0,0100
Totaux. . .	1,5189	1,6623

Longchamp avait été chargé, par le gouvernement,

de faire l'analyse chimique de toutes les sources du Mont-Dore; nous ne connaissons pas le résultat de son travail, qui n'a pas, du reste, été publié.

En 1844, MM. Bertrand fils et Aubergier (1) ont constaté, dans les eaux du Bain de César, la présence de l'acide apocrénique, à l'état d'apocrénate de fer.

Quatre ans plus tard, le 28 mars 1848, MM. Chevallier et Gobley lisaient, à l'Académie de médecine, un mémoire, résultat de leurs recherches sur la présence de l'arsenic dans les eaux minérales, et, à propos de la présence de ce métalloïde dans les eaux du Mont-Dore, ils disaient : «Si l'on évapore un litre d'eau du Mont-Dore, l'expérience démontre que l'on obtient, avec le résidu, un assez grand nombre de taches arsenicales.» Si nous avons tenu à bien préciser la date de cette découverte importante, et les termes mêmes dans lesquels elle était signalée, c'est que, dans sa *Notice sur les eaux du Mont-Dore*, M. E. Brosson dit que ce fut en 1850 que M. Bertrand fils reconnut, pour la première fois, la présence de l'arsenic dans les eaux du Mont-Dore. Cette singulière erreur est partagée par nos confrères du Mont-Dore, qui la reproduisent tous dans les notices ou les mémoires qu'ils ont publiés cette année.

Vers 1850, M. Bertrand fils trouva à son tour de l'arsenic dans les dépôts ferrugineux et naturels que forment les eaux, et consigna ce fait dans son rapport de 1852 à l'Académie de médecine.

(1) *Royat et le Mont-d'Or*, mémoire lu à l'Académie de Clermont par M. Pierre Bertrand. Clermont, 1845.

La question de l'arsenic en était encore à ce point, lorsqu'en 1853, l'illustre professeur Thenard, amené par sa santé au Mont-Dore, fut frappé de l'effet énergique des eaux sur l'économie animale, et, ne pouvant croire qu'il fût dû à la petite quantité des principes minéralisateurs signalés dans les analyses, il y soupçonna la présence de l'arsenic (1), qu'il voulut lui-même y chercher. Le savant chimiste fit connaître, quelques mois plus tard, le résultat de ses analyses dans un mémoire qu'il lut à l'Académie des sciences, dans sa séance du 5 juin 1854. La conclusion de ce mémoire était que l'arsenic se trouvait dans les eaux du Mont-Dore à l'état d'arséniate neutre de soude, et que chaque litre contenait plus d'un milligramme de ce sel, $0^{gr},00125$ (2). « On ne saurait mettre en doute, disait en terminant Thenard, que ce ne soit à l'arséniate de soude que ces eaux doivent leur puissante action sur l'économie animale. »

Enfin M. Gonod (3) a signalé la présence de l'iode en quantité notable dans l'eau du Mont-Dore; résultat prévu par Thenard, qui avait entrepris à ce sujet quelques expériences que la mort ne lui a pas permis d'achever.

« Les eaux du Mont-Dore ont une action puissante » et spéciale, écrivait en 1845 M. le docteur Bertrand

(1) Thenard ignorait alors la découverte de M. Chevallier, qui, chose difficile à croire, était passée presque inaperçue.

(2) Le premier chiffre donné par Thenard était 0,001058; mais le savant chimiste, après de nouvelles analyses, s'était arrêté à celui que nous indiquons. (Académie des sciences, séance du 25 octobre 1854.)

(3) Thèse soutenue à l'École de pharmacie en 1856.

» fils ; rien dans la proportion, pas plus que dans la na-
» ture de leurs éléments connus jusqu'à cette heure, ne
» peut, à beaucoup près, en donner la raison. Qu'y
» a-t-il de plus? Je ne sais ; mais, à coup sûr, il y a
» quelque chose. »

Il y avait quelque chose en effet, et le savant inspecteur adjoint du Mont-Dore ne pouvait en douter ; l'action énergique des eaux le lui disait assez. Encore
deux ou trois ans, et l'inconnue était dégagée, la présence de l'arsenic signalée, la raison satisfaite. L'arséniate de soude, voilà le principe minéralisateur par
excellence des eaux du Mont-Dore, le seul qui s'y
trouve en quantité suffisante pour rendre compte de
leur spécialité d'action. Quand on songe que, dans la
majorité des cas, le traitement se compose de trois ou
quatre verres d'eau en boisson, d'un bain, d'une séance
d'une heure à la salle d'inhalation, et qu'en définitive,
toutes ces pratiques ont pour résultat incontestable de
faire pénétrer dans l'économie un agent thérapeutique
aussi actif que l'arsenic, on cesse d'être surpris de l'action produite.

Comme dans une autre partie de ce travail, en étudiant le mode d'action des eaux du Mont-Dore, nous
aurons à revenir sur la part que nous entendons attribuer à l'arsenic, nous pensons qu'on nous pardonnera
de placer ici une étude très abrégée de ce médicament.

Dioscoride, Celse, Cælius Aurelianus, signalent l'arsenic comme un médicament précieux, même à l'intérieur. Les Arabes en faisaient un fréquent usage, et en particulier Avicenne, qui dit, en parlant du réalgar : « *Datur quoque in potionibus cum hydromele ad pulmones suppuratos et tussim antiquam sputumque sanguinis et saniei, quandoque etiam in pilulis contra asthma.* » (*Canon.*, lib. II, tract. ii, cap. 49.)

Mais c'est surtout à partir du xvii siècle que l'usage de l'arsenic devint fréquent. Jean de Gorres, médecin de Louis XIII, le recommande contre plusieurs maladies. Van Helmont, Tagault, conseillent de la façon la plus explicite l'emploi des préparations arsenicales dans le traitement des ulcères.

Dans le cours du xviiie siècle, H. Slevoght, Frick, et surtout T. Fowler et R. Pearson, qui guérit le duc d'York d'une fièvre intermittente qui avait résisté au quinquina, signalent les vertus de l'arsenic dans une foule d'écrits.

Enfin, de nos jours, Harles (Christ.-Fréd.) (1), un des plus savants médecins de l'Allemagne, dans une monographie remarquable, fixa d'une façon incontestable la valeur thérapeutique de l'arsenic.

En France, c'est à Desgranges (1807), Fodéré (1810), Biett (1817), M. Alph. Cazenave (1833), et enfin plus récemment à M. Boudin (1844), que nous devons les travaux les plus importants sur l'emploi médical de l'arsenic.

---

(1) *De arsenici usu in medicina.* Nuremberg, 1811, in-8.

Enfin, en 1854, M. le docteur Tschudi publiait des observations extrêmement intéressantes sur les mangeurs d'arsenic ou toxicophages, que l'on rencontre dans différentes contrées de l'Allemagne. Les toxicophages ont un double but; ils veulent se donner un air sain et frais, un certain degré d'embonpoint, et, en second lieu, faciliter la respiration pendant la marche ascendante, devenir plus volatils, comme ils disent. L'effet est surprenant; ils montent sans fatigue les montagnes les plus élevées et se distinguent par une apparence de santé florissante.

Les faits signalés par M. le docteur Tschudi ont inspiré à M. Imbert-Gourbeyre, professeur à l'École de médecine de Clermont, un savant mémoire sur l'arsenic, auquel nous allons faire quelques emprunts, et dans lequel ce médecin distingué démontre que l'existence des toxicophages est chose connue depuis longtemps, et que l'usage interne de l'arsenic a été, depuis dix-huit cents ans, un fait populaire et même universel, reposant sur les propriétés réelles et bien connues de cette substance.

C'est ainsi que, dans une excellente monographie sur l'arsenic, Wurmb (*Arsenik.*, Wienn, 1845) dit que les chasseurs de chamois du Stegermark et de l'Oberœsterreich regardent l'arsenic comme le meilleur prophylactique de l'asthme, et qu'ils montent rarement à des hauteurs considérables, sans avoir auparavant avalé quelques doses de ce poison.

Moscati, médecin italien qui vivait à la fin du siècle dernier, rapporte que, dans la Vénétie, l'Illyrie et la Dalmatie, l'arsenic était d'un usage populaire contre l'asthme. Klaproth raconte même que dans toute l'Asie l'arsenic est d'un usage universel depuis des siècles. Les Chinois fabriquent une grande quantité de petits bâtons médicamenteux, composés en grande partie de sulfure d'arsenic. Ces trochisques sont très usités en Chine, en Russie et en Arménie ; on les fait dissoudre dans du thé, pour les administrer dans un grand nombre de maladies.

Action physiologique de l'arsenic. — Harles, le premier (*loc. cit.*), a bien étudié les effets physiologiques de l'arsenic ; ses expériences ont été faites sur des adultes auxquels il donnait depuis $1/10^e$ jusqu'à $1/4$ de grain de cette substance. Parmi les phénomènes signalés par Harles, il en est plusieurs que MM. Biett et Cazenave ont pu constater dans des expériences entreprises à l'hôpital Saint-Louis. Ce sont :

Une augmentation de la chaleur de tout le corps, augmentation qui est toujours en proportion de la dose d'arsenic ingérée.

Un léger sentiment d'ardeur à la gorge, qui suit le trajet de l'œsophage et se prolonge jusqu'à l'estomac.

Une augmentation d'appétit extrêmement prononcée et presque constante. D'après Harles, si l'on dépasse un centigramme, il y a, au contraire, perte d'appétit, nausées, etc.

Une soif vive.

Des évacuations alvines plus fréquentes; quelquefois, au contraire, *constipation.* Les évacuations alvines surviennent presque toujours dès qu'on élève la dose.

Augmentation de la sécrétion urinaire alternant avec la transpiration cutanée.

Mais le phénomène le plus curieux, comme nous avons déjà eu occasion de le dire, est la *production d'une vigueur insolite des membres inférieurs, et une très grande aptitude à la marche.* M. Stokes, professeur à l'université de Dublin, M. Masselot et M. Trousseau, ont insisté sur ce dernier résultat, qu'ils ont observé sur eux-mêmes.

Enfin M. Henri Gouffier (1), qui tout récemment a aussi expérimenté l'arsenic sur lui-même, et s'est soumis, pendant sept mois, à des doses progressivement croissantes d'arséniate de soude, depuis 5 milligrammes jusqu'à 4 centigrammes, n'a eu pendant ce temps aucun phénomène d'intolérance. Les effets se sont traduits par un appétit excessif et un embonpoint très apparent.

Nous ne terminerons pas ces considérations physiologiques sans ajouter qu'en Autriche principalement l'usage de l'arsenic a été étendu aux animaux; que les palefreniers et les cochers sont dans l'habitude de mêler une forte prise de ce poison à l'avoine ou d'en envelopper un morceau de la grosseur d'un pois dans du linge qu'ils fixent au mors des chevaux, de façon que la salive puisse le dissoudre et s'en imprégner. Dans les pays montagneux, les charretiers mettent fréquemment une dose d'arsenic dans le fourrage qu'ils donnent aux chevaux.

Les maquignons utilisent aussi l'arsenic à l'égard des chevaux poussifs qu'ils conduisent au marché. Chose

(1) *Gazette des hôpitaux*, 17 mai 1859.

bizarre, rapprochement singulier, le hasard avait con-
duit à une pratique semblable au Mont-Dore (1),où l'on
faisait de temps immémorial, et sans le savoir, boire
aux chevaux poussifs une solution d'arséniate de soude.

Action thérapeutique. — Nous nous contenterons d'une
simple énumération, et nous dirons seulement que l'arsenic a été employé dans les fièvres intermittentes, les né-
vralgies rebelles, dans l'épilepsie, la chorée, plusieurs
névroses graves, l'asthme, la phthisie pulmonaire, etc.
« Qu'on veuille bien, ajoutent MM. Trousseau et Pidoux,
se rappeler la coutume établie chez certains montagnards
d'avaler un peu d'arsenic pour se donner de l'haleine et
du jarret; qu'on n'oublie pas non plus cette pratique
usitée chez les voituriers de ces mêmes pays, qui con-
siste à mêler de l'arsenic à l'avoine des chevaux qui ont
à faire une montée laborieuse, et l'on ne sera pas surpris d'apprendre que Kœpl déclare avoir obtenu de ce
moyen des avantages marqués dans l'asthme, et que
Dioscoride ait pu écrire : « A l'intérieur, on donne l'ar-
» senic aux malades qui ont du pus dans la poitrine;
» mêlé au miel, il rend la voix plus claire, et on le
» donne aux asthmatiques en potion avec de la résine
» (*et asthmaticis in potione cum resina porrigitur*). Dans
» les toux invétérées, on fait respirer aux malades, à
» l'aide d'un tube, la vapeur d'un mélange de résine et
» d'arsenic. »

MM. Trousseau et Pidoux, qui ont eux-mêmes traité
par l'arsenic un grand nombre de phthisiques arrivés à

---

(1) La fontaine de la Magdeleine était au xvii° siècle le bain des chevaux, comme nous l'avons déjà dit.

la dernière période, nous apprennent qu'ils ont vu la diarrhée se modérer, la fièvre hectique diminuer, la toux devenir moins fréquente, l'expectoration prendre un meilleur caractère. « Les résultats que nous avons obtenus, disent ces médecins distingués, sont pour nous des motifs d'encouragement, et rien n'empêche d'espérer que, dans des affections peu étendues, nous obtiendrons une complète guérison. » MM. Trousseau et Pidoux font faire à leurs malades des fumigations arsenicales et leur administrent des pilules d'acide arsénieux.

L'arsenic a encore été employé avec succès dans plusieurs maladies des voies digestives.

Nous ne pouvons terminer cette étude sans parler des maladies cutanées, les affections squameuses en particulier, qui retirent d'un traitement arsenical des avantages qu'elles demanderaient vainement à une autre médication.

Notre seul but, en nous livrant à cette étude sur l'arsenic, a été d'établir d'une manière évidente que cette substance est un médicament précieux, qui serait manié bien plus souvent par les médecins s'ils n'étaient retenus par la crainte d'accidents. Cela est si vrai, que Horn, au rapport de Harles, et Desgranges, qui l'un et l'autre avaient redouté l'arsenic, par suite d'idées préconçues, devinrent, après l'avoir expérimenté, ses plus bruyants apologistes. Il en eût peut-être été de même de Stoll et de Störk, ces deux grands détracteurs de l'arsenic, s'ils l'eussent expérimenté avec les précautions nécessaires.

CHAPITRE VI.

MODE D'ADMINISTRATION. — ACTION PHYSIOLOGIQUE.

Nous avons décrit les diverses parties de l'établissement thermal, nous connaissons les propriétés physiques et la composition chimique des eaux; voyons maintenant tous ces moyens en action, passons successivement en revue les différentes formes sous lesquelles les eaux du Mont-Dore peuvent être employées, et étudions leur action suivant qu'elles sont prises en boisson, bains, douches ou sous forme de vapeur.

Eau en boisson. — L'eau minérale doit être bue pure (1), sans mélange de sirop et de lait; ce n'est qu'exceptionnellement, et quand elle ne peut pas être supportée, qu'elle doit être coupée : dans ce cas, Bertrand père donnait la préférence à une simple solution de gomme.

Le premier jour, on commence par un demi-verre, qui, s'il ne fatigue pas l'estomac, est suivi, à une demi-heure d'intervalle, d'un deuxième demi-verre, puis d'un troisième. Dès le second jour, on peut porter la dose à trois verres, en mettant une demi-heure d'intervalle entre chaque verre. Ce n'est qu'exceptionnellement qu'on doit boire plus de quatre verres.

Prises comme nous venons de le dire, les eaux pro-

---

(1) Nous ne saurions trop nous élever contre la singulière pratique qui semble prendre racine au Mont-Dore depuis trois ans, de boire l'eau minérale mêlée de sirop de gomme.

curent, aussitôt après avoir été ingérées, un sentiment de chaleur, d'abord limité à l'épigastre, mais qui devient bientôt général. Souvent, surtout les premiers jours, elles occasionnent quelques nausées. Si elles passent bien, l'appétit est sensiblement augmenté. Ce n'est qu'exceptionnellement que nous avons pu noter une accélération sensible de la circulation.

Dans la majorité des cas, les urines sont un peu augmentées; quelquefois, au contraire, la sécrétion urinaire est diminuée, et alors les eaux provoquent la transpiration. Il est d'observation que ce dernier effet se produit plus souvent, quand les malades prennent des bains, même tempérés, en même temps que les eaux en boisson.

Dans tous les cas, les urines conservent leur acidité naturelle.

Assez fréquemment, et à des époques variables, il survient une diarrhée passagère, qui est bientôt suivie d'une constipation opiniâtre; quelquefois il se produit des alternatives de constipation et de diarrhée.

Le plus souvent, l'époque menstruelle est avancée de quelques jours.

Du vingtième au vingt-cinquième jour il survient un dégoût insurmontable pour l'eau minérale, on dirait qu'il y a saturation; il faut alors de toute nécessité suspendre le traitement, qui, du reste, n'est prolongé jusque-là qu'exceptionnellement.

Sous l'influence de l'eau prise en boisson, l'expectoration devient plus facile et augmente pendant les premiers jours, pour diminuer ensuite, et même assez souvent cesser tout à fait.

Bains. — Quelques mots d'abord d'une question préjudicielle. C'est un fait généralement admis aujourd'hui que l'eau est absorbée dans le bain, et que les substances qu'elle tient en dissolution sont souvent retrouvées dans les urines, preuve évidente de leur absorption (1). Les expériences de Collard de Martigny (2), Bonfils (3), ont mis ce fait hors de doute ; de nouvelles études entreprises récemment par M. Duriau (4) paraissent infirmer ce résultat. Nous ne pouvons nous livrer à aucune discussion, ne connaissant que l'extrait rapporté dans les *Annales de la Société d'hydrologie ;* aussi nous nous bornons à faire remarquer que, dans les expériences de cette nature, l'urine doit être examinée à des époques plus ou moins rapprochées du commencement de l'expérience. Peut-être M. Duriau a-t-il négligé cette condition importante. Dans tous les cas, on ne saurait accepter les résultats qu'il indique, sans les soumettre à un nouveau contrôle. Tout ce que nous pouvons

(1) Il est clair qu'alors même qu'on ne retrouve pas dans les urines et les diverses sécrétions les substances tenues en dissolution dans l'eau, on ne doit pas conclure qu'elles ne sont pas absorbées. Il peut très bien se faire que, dans quelques cas, il se forme dans l'économie des combinaisons qui les rendent méconnaissables.

(2) *Expériences sur l'absorption cutanée de l'eau, du lait et du bouillon (Arch. gén. de méd.*, mars 1826).

(3) *Nouv. Biblioth. méd.*, année 1827, p. 6.

(4) *Annales de la Société d'hydrologie médicale de Paris*, t. II, p. 290 et suiv.

accorder, c'est que l'épiderme rend l'absorption lente et la réduit à d'assez minimes proportions.

Il nous fallait démontrer l'absorption cutanée pour établir le mode d'action des bains tempérés du Mont-Dore ; car, ainsi que le dit M. Ossian Henry fils, dans son rapport sur le mémoire de M. Duriau, « si l'on acceptait cette conclusion, il faudrait refuser aux bains d'eaux minérales naturelles une action sanctionnée par des expériences séculaires. »

A. *Bains tempérés* (de 32° C. à 36° C.). — A ce degré, les bains exercent une influence peu appréciable sur la circulation et la calorification ; ils sont cependant légèrement excitants.

Ces bains répondent à deux indications : la première est de faire pénétrer dans l'économie les principes minéralisateurs contenus dans l'eau ; la seconde, d'exercer une action légèrement stimulante sur la peau ; le plus ordinairement ils déterminent un sentiment de bien-être et de force. Leur durée varie de 30 à 45 minutes.

Chez quelques sujets très impressionnables, l'action stimulante de ces bains est ressentie trop vivement. L'addition d'une livre d'amidon à l'eau du bain suffit pour parer à cet inconvénient.

B. *Bains chauds.* — Au-dessus de 36° C., l'action stimulante devient bien plus marquée et augmente à mesure que la température de l'eau est portée à un degré plus élevé ; cela nous amène à parler de l'action physiologique des bains du Pavillon, ou Bains Saint-Jean, (de 41°,7 C. à 43° C.)

En entrant dans les cuves du Pavillon, on ressent une

chaleur ardente sur toute la surface du corps, une véritable sensation de brûlure, et ce n'est qu'en hésitant, et après plusieurs essais, qu'on se résout à s'y plonger entièrement. La respiration, d'abord gênée, devient pour quelques instants facile et profonde; il y a tolérance. Mais bientôt la figure se colore, se couvre de sueur, la circulation s'accélère. Après dix minutes d'immersion, le pouls, rarement au-dessous de 100 pulsations, bat le plus ordinairement de 110 à 120 fois par minute, et s'élève quelquefois à 140 et même au-dessus. La respiration elle-même augmente de fréquence et ne tarde pas à être gênée, il est temps de sortir. Ces bains ont une durée de 5 à 15 minutes; ils demandent une surveillance de tous les instants et exigent la présence d'un médecin. Il n'est pas très rare que ce dernier ait à intervenir pour combattre une véritable syncope qui, chose remarquable, survient toujours quelques secondes après que le malade est sorti du bain; ce qui nous fait l'attribuer au changement brusque qui survient alors dans le mode de distribution du sang. Nous donnons l'explication pour ce qu'elle peut valoir, mais le fait n'en reste pas moins, et nous avons pu le constater plus de cinquante fois.

L'action des bains du Pavillon, un peu moins énergique dans les temps humides, est au contraire beaucoup augmentée dans les temps orageux. Les vieillards, les personnes peu excitables, les supportent plus longtemps. De Brieude rapporte qu'il a vu le marquis de Gaucourt prendre pendant plusieurs années 20 ou 30 bains de 45 minutes de durée dans la cuve de César.

Nous avons vu aussi de ces exemples, mais ils sont rares.

Au sortir de ces bains, la peau est rouge, douce au toucher, la sueur ruisselle sur tout le corps ; l'accélération du pouls persiste à un degré moindre, bien entendu, pendant plusieurs heures ; la respiration revient au contraire assez vite à son type normal.

Après le bain, le malade est rapidement essuyé avec du linge chaud, puis enveloppé dans une chemise de laine, et porté rapidement, à l'aide d'une chaise à porteurs bien fermée (1), dans un lit préalablement chauffé. Là, tout le corps ne tarde pas à se couvrir d'une sueur abondante qu'il faut modérer après 30 ou 45 minutes ; il suffit pour cela de s'essuyer après s'être débarrassé de la chemise de laine dont on était resté enveloppé.

On comprend que des bains augmentant dans de telles proportions l'exhalation cutanée et la sécrétion des follicules sébacés, doivent diminuer sensiblement toutes les autres sécrétions, notamment la sécrétion urinaire. C'est par la même raison qu'ils sèchent l'intestin et amènent la constipation. De plus, cet appel puissant à la périphérie doit nécessairement produire une action révulsive énergique que nous ferons ressortir dans la partie thérapeutique de ces *Études*.

Dans la journée, une transpiration douce remplace la sueur abondante qui avait suivi le bain, et le malade, loin de ressentir de la fatigue, se trouve au contraire, surtout pendant les premiers jours, plus dispos et plus fort.

(1) Cet usage était déjà en vigueur, au Mont-Dore, au milieu du siècle dernier.

Les demi-bains, qui sont d'un emploi fréquent au Mont-Dore, donnent lieu à des phénomènes physiologiques semblables, mais beaucoup moins prononcés.

C. *Pédiluves*. — Au Mont-Dore, les bains de pieds sont conseillés à tous les malades, s'il n'existe pas de contre-indication.

C'est Bertrand père qui les a introduits dans la pratique. Leur durée varie de 6 à 7 minutes. Nous ne manquons jamais de recommander à nos malades de faire suivre le bain de pieds d'une promenade rapide qui entretient l'afflux sanguin à la partie inférieure du corps. Sans cette précaution, les pédiluves nous paraissent plus nuisibles qu'utiles.

D. *Douches*. — Le but qu'on se propose en prescrivant la douche n'est pas toujours le même. Tantôt on lui demande d'aider à la résolution d'un travail morbide quelconque, en développant un surcroît d'activité dans l'organe malade ou dans son voisinage, alors elle doit frapper le plus près possible du siége du mal ; d'autres fois, au contraire, on attend d'elle un effet révulsif, et dans ce cas on la dirige le plus loin possible du siége du mal. Bertrand père faisait un usage particulier des douches révulsives ; c'est ainsi qu'il les dirigeait sur les extrémités refroidies, pour rappeler la chaleur et activer la circulation. Nous avons nous-même, dans un grand nombre de circonstances, demandé des effets révulsifs aux douches, et nous en avons presque toujours retiré des avantages marqués.

Bien entendu, la température, la force, le mode de projection, la durée des douches, doivent varier suivant les indications. Nous nous contenterons d'ajouter que la force de projection et le choc qui en résulte, masquent à un degré difficile à croire la sensation de la thermalité de l'eau, et que les douches paraissent constamment moins chaudes qu'elles ne le sont en réalité.

E. *Vapeurs*. — Au Mont-Dore, un établissement spécial est destiné à l'administration des vapeurs hydro-minérales : ce moyen thérapeutique a donc une grande importance; nous allons l'étudier avec quelques détails.

Dès les premières années de sa pratique au Mont-Dore, Bertrand père avait utilisé les vapeurs spontanément produites par l'eau minérale, à sa température native. Les malades passaient alors quelques minutes assis dans un des cabinets du Bain Saint-Jean. Cet état de choses cessa en 1832 (1); à cette époque, des salles spéciales furent ouvertes, et les malades y vinrent respirer les vapeurs produites par une chaudière générateur, alimentée par de l'eau minérale. L'emploi des vapeurs devenant d'un usage général au Mont-Dore, grâce aux résultats obtenus, ces locaux ne tardèrent pas à se trouver insuffisants à leur tour, et, en 1846, on commença l'établissement actuel, qui fut mis à la disposition des malades en 1851.

Il était important de s'assurer si les vapeurs contenaient, non-seulement du gaz acide carbonique, ce qui

(1) Nous précisons la date, car M. Patissier a écrit (*Annales de la Société d'hydrologie médicale de Paris*, t. I, p. 133) que les premières salles d'aspiration ont été construites en 1845, à Amélie-les-Bains et à Vernet.

ne pouvait pas être douteux, mais encore les principes
fixes tenus en dissolution dans l'eau minérale. Les premiers essais, pour résoudre cette question importante,
remontent à 1844, ils sont dus à MM. Bertrand fils et
Aubergier; ils furent affirmatifs. Dix ans plus tard, en
1854, de nouvelles recherches (1) firent penser à
M. Bertrand que l'eau des vapeurs était pure, et que la
vapeur ne contenait rien autre chose que l'acide carbonique, qui se trouvait dissous dans l'eau minérale. « Et
pourtant, ajoute M. Bertrand, mes premiers essais (ceux
de 1844) sur l'eau de condensation des vapeurs du
Mont-Dore avaient donné des résultats positifs. J'avais
vu certainement; je n'avais point rêvé. » M. Bertrand
pense trouver la cause de l'erreur, ou plutôt de la différence, dans le résultat obtenu, dans ce que, depuis
l'époque de ses premiers essais, les générateurs ont été
éloignés des salles d'aspiration et des douches : de telle
sorte que la vapeur est obligée de parcourir un trajet
plus long et plus sinueux, pendant lequel l'eau, qui est
projetée par crachement et entraînée avec la vapeur,
s'arrête aujourd'hui, tandis qu'autrefois elle était entraînée avec les vapeurs jusque dans les salles d'inhalation.
Nous pensons, en ce qui nous concerne, que les précautions dont s'est entouré M. Bertrand dans ses dernières
analyses, et les moyens employés par lui pour condenser
la vapeur(2), sont pour beaucoup dans la différence qu'il

(1) *Annales de la Société d'hydrologie médicale de Paris*, t. I, p. 58.
(2) « Elle (la vapeur) était dirigée, recueillie et condensée dans un
» appareil clos, au moyen d'un véritable serpentin, plongé lui-même
» dans un bain réfrigérant. »

signale ; ce qui le prouve, c'est que l'analyse des mêmes
vapeurs, faite à la même époque par Thenard, lui a
donné un résultat bien différent. Mais nous laissons la pa-
role au savant chimiste (1) : « Non-seulement les eaux
» du Mont-Dore s'administrent en boisson, mais encore
» en bains entiers, en bains de pieds, en douches et en
» vapeur. C'est même aux bains de vapeur que MM. les
» docteurs Bertrand attachent le plus de prix ; c'est avec
» ces bains qu'ils obtiennent les meilleurs résultats. Il
» était donc important de savoir si la vapeur n'entraî-
» nait pas avec elle quelques-uns des principes salins de
» l'eau minérale elle-même. M'étant procuré environ
» huit décilitres d'eau provenant de la condensation de
» la vapeur, j'y ai trouvé des traces de matières salines
» d'abord ; puis, l'ayant fait réduire à quelques centi-
» litres, la liqueur réduite fut placée dans un petit appa
» reil de Marsh, et donna des traces très sensibles d'ar-
» senic : d'où l'on doit conclure que les globules d'eau
» minérale sont entraînés par l'effet d'une grande ébul-
» lition, et, par conséquent, qu'ils sont portés dans la
» poitrine des personnes qui respirent la vapeur. »
Dès lors tout le monde fut convaincu (2). Au reste,

(1) Académie des sciences, séance du 25 octobre 1854.

(2) M. E. Brosson, concessionnaire de l'établissement thermal du
Mont-Dore, paraît seul avoir conservé des doutes qui se retrouvent
dans ses publications *médicales*, et se traduisent tantôt par une affir-
mation absolue, tantôt par une négation complète. Dans deux brochures sur le Mont-Dore, publiées par M. Brosson, brochures portant
l'une et l'autre le millésime de 1858, toutes deux sorties des presses de

ce n'est pas là un fait isolé ; MM. O. Henry et Lhéri-
tier (1), qui ont analysé l'eau de condensation des
étuves de Plombières, ont trouvé qu'elle était très sensiblement minéralisée. M. Nivet (2), qui a étudié avec
un grand soin les vapeurs forcées des salles d'aspiration
de Royat, est arrivé à un résultat semblable ; et enfin,
M. J. Lefort (3) a pu constater la présence de sels fixes
dans les vapeurs spontanées de la salle du Puits de César, à Néris. Il y a là, ce me semble, de quoi convaincre

M. Martial Place, imprimeur à Moulins, et qui ne se distinguent que par
la couleur de la couverture, nous lisons :

BROCHURE A COUVERTURE BLEUE,

page 21, ligne 9 et suivantes :

« Peut-être viendra-t-on
» quelque jour constater dans
» ces vapeurs la présence de
» quelques autres matières
» volatiles, ou de substances
» entraînées à l'état de divi-
» sion extrême. **Mais sur
» ce point la science**
» (celle de M. Brosson) **en
» est encore au doute.
» Sachons attendre.** »

BROCHURE A COUVERTURE VERTE,

page 21, ligne 3 et suivantes :

« Cette vapeur, au surplus,
» n'est pas uniquement de
» l'eau volatilisée. **Elle ren-
» ferme NÉCESSAIRE-
» MENT tous les prin-
» cipes contenus dans
» l'eau du Mont-Dore.** »

(1) *Annales de la Société d'hydrologie médicale de Paris*, t. I,
p. 129.

(2) *Annales de la Société d'hydrologie médicale de Paris*, t. I,
p. 137.

(3) *Annales de la Société d'hydrologie médicale de Paris*, t. IV,
p. 347.

les plus incrédules. Ce n'est donc plus aujourd'hui une probabilité, mais une certitude, que les vapeurs forcées et même les vapeurs spontanées, renferment certains principes minéraux ; il va sans dire que les vapeurs forcées, et, en particulier, celles du Mont-Dore, en contiennent de plus fortes proportions.

L'étude à laquelle nous venons de nous livrer n'était rien moins qu'inutile, quand on songe que les substances dont nous venons de signaler la présence dans les vapeurs hydro-minérales doivent, en s'y déposant, agir topiquement sur les membranes muqueuses qui tapissent l'arbre aérien tout entier, puis être portées dans le torrent de la circulation. Si l'on veut bien se rappeler que c'est par l'entremise de la membrane muqueuse pulmonaire, que tous les agents anesthésiques, introduits dans le sang, vont influencer le système nerveux central, on aura une idée de ce que la thérapeutique est en droit d'espérer de la marche rapide de l'absorption à la surface des voies aériennes. Notons qu'il semble résulter des expériences de M. Longet (1), que l'activité de l'absorption diminue en raison directe de l'engouement pulmonaire.

Effets physiologiques. — Avant d'entrer dans les salles d'inhalation, les malades doivent déposer dans le vestiaire qui les précède une partie de leurs vêtements, de façon à être très légèrement couverts.

Lorsque l'on pénètre dans la salle d'aspiration, on éprouve tout d'abord un sentiment d'oppression que

____

(1) *Traité d'anat. et de physiol. du syst. nerv.*, t. II, p. 303.

quelques inspirations profondes ne tardent pas à faire disparaître ; il en est de même de la toux passagère qui s'était produite au même moment. Bientôt la peau se ramollit et se relâche ; une douce chaleur se répand dans tous les organes, un sentiment de calme difficile à décrire se fait sentir dans toute l'économie.

Si l'on monte sur les gradins qui sont disposés dans les salles d'inhalation, ce que, pour le dire en passant, les malades sont trop portés à faire, on y trouve une température plus élevée (1), sous l'influence de laquelle le pouls devient fréquent, plein et dur ; les artères temporales et carotides battent avec violence, la tête se congestionne ; chaque inspiration est accompagnée d'un sentiment de chaleur ardente dans la poitrine ; la respiration devient anxieuse. Cette température élevée ne doit être recherchée que très exceptionnellement ; les phthisiques, en particulier, doivent l'éviter avec soin. Chez quelques malades et dans des cas difficiles à prévoir, mais qui sont heureusement très rares, la vapeur, même à 35° C., produit quelques-uns des effets que nous venons de décrire. Le médecin doit surveiller ces malades avec le plus grand soin, et si la tolérance tarde à s'établir, il ne faut pas hésiter à renoncer à l'emploi de ce moyen.

Des expériences, que nous avons plusieurs fois répé-

---

(1) Nous avons déjà dit que, dans les salles d'aspiration du Mont-Dore, le thermomètre varie de 28° C. à 45° C., suivant la hauteur à laquelle on le porte. Les couches les plus élevées, qui sont aussi les plus chaudes, contiennent beaucoup plus de vapeur d'eau que les couches inférieures.

tées et dont les premières avaient été entreprises sous la direction de M. Bertrand fils, nous ont appris que la glycose apparaissait dans les urines du plus grand nombre des malades soumis aux inhalations des vapeurs du Mont-Dore. Cette action remarquable qui se produit, nous ne l'ignorons point, dans un grand nombre d'affections de l'appareil pulmonaire où la respiration est gênée à des degrés différents, demandait une étude sérieuse; cette étude nous l'avons entreprise, et nous préparons un mémoire spécial sur ce sujet.

Après ce que nous avons dit de la différence d'action des vapeurs, suivant leur température, on voit qu'il est indispensable de prendre en sérieuse considération leur degré de chaleur. Dans un grand nombre d'affections des voies respiratoires, il y aurait danger à respirer des vapeurs très chaudes. L'hémoptysie, par exemple, contre-indique formellement l'emploi de cet agent thérapeutique. Si la tête est disposée à se congestionner, on devra conseiller le séjour dans les salles d'inhalation avec la plus grande circonspection. Dans ce cas, afin d'éviter que le sang ne se porte en trop grande abondance du côté de la tête, des éponges fréquemment trempées dans l'eau froide doivent être maintenues sur le front. De même encore, il faudra être très réservé sur l'emploi de ce moyen, s'il provoque des sueurs abondantes qui amènent la faiblesse.

La durée de chaque séance d'aspiration varie, suivant les cas, d'une demi-heure à une heure.

Les maladies qui sont le plus heureusement modifiées

par l'usage des vapeurs, sont les phlegmasies chroniques des membranes muqueuses avec lesquelles elles sont mises en contact. Le coryza, la pharyngite chronique simple ou granuleuse, la laryngite simple ou ulcéreuse, la trachéite, la bronchite, en retirent des avantages marqués et rapides. Les emphysémateux et les asthmatiques supportent en général très bien l'emploi de ce moyen, et ne tardent pas être soulagés.

Les eaux du Mont-Dore ont de tout temps été très efficaces contre ces diverses affections ; mais, grâce aux vapeurs qui agissent directement sur le siége du mal, les effets sont aujourd'hui plus prompts et plus sûrs.

Chose remarquable, dans les diverses affections chroniques dont nous venons de parler, la maladie revient pour quelques jours à l'état aigu, de telle sorte que les vapeurs semblent agir à la façon des médicaments substitutifs. N'oublions pas non plus de noter l'effet dérivatif puissant que la vapeur exerce sur l'enveloppe tégumentaire externe.

Nous reviendrons sur ce sujet dans la seconde partie de ces *Études*.

CHAPITRE VII.

DURÉE DU TRAITEMENT. — VÊTEMENTS. — RÉGIME.

Durée du traitement. — La durée du traitement varie au Mont-Dore de quinze à trente jours, elle est en moyenne de dix-huit à vingt jours. Il serait, on le comprend, déraisonnable de vouloir par avance assigner une limite exacte au traitement. La nature, la durée de la maladie, l'impressionnabilité du sujet, les conditions individuelles, la tolérance plus ou moins grande avec laquelle le traitement est supporté, doivent nécessairement faire varier cette durée. Tout ce que nous pouvons dire, c'est que toutes choses égales d'ailleurs, par les saisons chaudes et sèches, l'action du traitement se fait plutôt sentir que par des temps froids et humides: que plus court dans le premier cas, le traitement doit être prolongé plus longtemps dans le second.

Nous ajouterons par avance que le travail modificateur des eaux se continue plus ou moins longtemps après le départ, et que très souvent l'amélioration qui en est la conséquence, ne se produit d'une façon bien appréciable que deux ou trois mois après que les baigneurs ont quitté les sources. Cela nous amène à dire que pendant ce même temps les malades doivent éviter toute médication qui ne serait pas réclamée par une nécessité absolue.

Vêtements. — Nous avons dit qu'au Mont-Dore les orages sont suivis d'un abaissement passager de la température, nous savons aussi que l'ensemble du traitement active les fonctions de la peau et provoque la transpiration. Pour ces deux raisons, et afin de se mettre à l'abri de tout refroidissement, les malades ne devront venir au Mont-Dore que pourvus de vêtements chauds.

Régime. — Nous n'avons rien de particulier à dire sur ce sujet. Chacun doit continuer les prescriptions indiquées par l'affection dont il est atteint, et suivre le régime qu'il sait lui convenir. Nous ajoutons toutefois, d'une manière générale, qu'aux eaux, comme ailleurs, une alimentation simple, composée principalement de viandes rôties et grillées, est celle qui doit être préférée.

FIN DE LA PREMIÈRE PARTIE.

TABLE DES MATIÈRES.